SECOURS AUX BLESSÉS MILITAIRES

LA
GUTTA-PERCHA FERRÉE

APPLIQUÉE A LA CHIRURGIE

SUR LES CHAMPS DE BATAILLE

ET DANS LES HOPITAUX

PAR

Le Dr F. PAQUET

Chirurgien en chef de l'hôpital Napoléon III, à Roubaix,
Ex-chirurgien des hôpitaux militaires d'instruction,
Chevalier de la Légion d'honneur

PARIS

GERMER BAILLIÈRE, LIBRAIRE-ÉDITEUR

17, RUE DE L'ÉCOLE-DE-MÉDECINE

Londres | **New-York**
Hipp. Baillière, 219, Regent street | Baillière Brothers, 440, Broadway

MADRID, CH. BAILLY-BAILLIÈRE, PLAZA DEL PRINCIPE ALFONSO, 16

1867

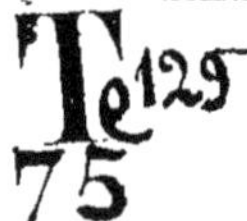

LA

GUTTA-PERCHA FERRÉE

LA
GUTTA-PERCHA FERRÉE

APPLIQUÉE A LA CHIRURGIE

SUR LES CHAMPS DE BATAILLE

ET DANS LES HOPITAUX

PAR

LE Dr F. PAQUET

Chirurgien en chef de l'hôpital Napoléon III, à Roubaix,
Ex-chirurgien des hôpitaux militaires d'instruction,
Chevalier de la Légion d'honneur

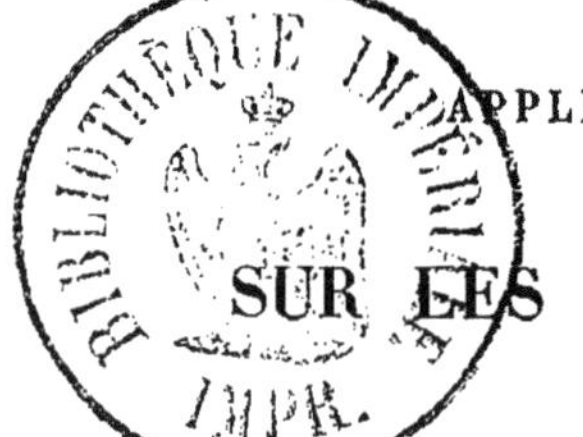

PARIS

IMPRIMERIE DE E. MARTINET

RUE MIGNON, 2

1867

PRÉFACE

La connaissance de corps jouissant de propriétés peu connues, l'application des données scientifiques à la chirurgie, doivent faire modifier les moyens employés pour remédier aux souffrances de l'humanité. Faire l'historique de la chirurgie, tracer à grands traits les circonstances, les conditions, les causes des lésions, serait entreprendre une œuvre trop bien remplie par les auteurs qui ont écrit sur les fractures, les luxations, l'orthopédie, etc.; aussi me bornerai-je dans ce travail à donner des procédés nouveaux de traitement des luxations et fractures reconnues et réduites, des déviations et difformités du corps, hernies et blessures en général.

Les moyens nouveaux que je soumets à l'examen des chirurgiens devront sans doute soulever les répugnances que rencontrent ordinairement les faits qui mettent obstacle à notre manière de voir et aux idées généralement admises; pour les surmonter, j'ai cité un grand nombre d'observations qui détruiront l'effet de l'incrédulité qui pourrait s'attacher à l'énoncé de mes assertions, et à leur invraisemblance.

Le vrai peut quelquefois n'être pas vraisemblable,

disait Boileau ; aussi avons-nous eu soin de conserver les pièces moulées des affections pathologiques que nous avons eu à traiter, désirant nous mettre à l'abri d'un reproche qui peut tomber lourdement sur un nom peu connu dans la science et qui fronde en naissant les idées, les préceptes et les jugements des hommes les plus distingués dans les sciences appliquées à la chirurgie.

Nous ferons connaître l'influence de l'emploi des courants électriques sur les affections qui siégent dans les muscles, les nerfs, les ligaments, sous l'influence de coups, d'efforts, de contusions, de déchirures des fibres, les contractures et paralysies de cause cérébrale ou spinale, suite de convulsions, etc..., le mode d'emploi de ces courants et la persistance de la guérison dans les surdités, le bégayement, le mutisme, la cécité amaurotique, l'atrophie musculaire de naissance.

Ce manuel, écrit par un médecin dont la nombreuse clientèle dans une ville de 80 000 âmes absorbe tout le temps, laissera sans doute de grandes lacunes; mais j'espère le compléter au fur et à mesure des observations que ma pratique me fournira et des réflexions que je pourrai rencontrer dans une sage critique que je désire dans l'intérêt de la science.

LA

GUTTA-PERCHA FERRÉE

APPLIQUÉE

A LA CHIRURGIE ET A L'ORTHOPÉDIE

Quand on a parcouru les ouvrages les plus savamment écrits sur la chirurgie et l'orthopédie, on trouve en les résumant : *pour la chirurgie*, l'emploi des bandes, des compresses, des attelles, du carton, du cuir bouilli recouvert d'enduit, amidon, dextrine, plâtre, stuc, des appareils suspendus, de fils de fer ; *pour l'orthopédie*, l'emploi du fer, de l'acier, etc...., recouverts, maintenus ou façonnés avec le cuir, les corps élastiques. En général, on voit que toutes les méthodes exigent presque toujours le repos de la partie lésée, étendu à des organes sains, repos souvent préjudiciable à la santé générale quand bien même il conviendrait au traitement de la lésion.

Le but que je me suis proposé est de rendre immobile la partie lésée, en conservant le plus de mouvements possibles dans les parties adjacentes, et ce but je l'ai atteint au moyen de l'emploi de la GUTTA-PERCHA FERRÉE.

AVANTAGES DE LA GUTTA-PERCHA FERRÉE.

La gutta-percha ferrée est un composé plus dur que la gutta du commerce ; ce composé se ramollit plus promptement, et à un degré de température un peu moins élevé, *durcit plus vite, ne colle pas sur le membre,* contient un corps dont le contact est agréable à la peau, se laisse façonner de toutes manières et se maintient par lui-même sans le secours d'aucun moyen étranger ; d'autres fois, au moyen de bandes, ou mieux de manchons ou guêtres de peau de mouton, dites chamoisées et percées d'œillets. Ce corps est indestructible, et si l'on en faisait un grand usage, il procurerait une économie considérable, puisque pour le remettre à neuf il suffit de le faire bouillir dans l'eau, dans une chaudière à double-fond, de laminer fin, étendre sur des cordes mouillées, et reprendre les plaques pour les réduire par une ébullition nouvelle aux épaisseurs exigées pour le service. Ce laminoir donne des produits de toute épaisseur, depuis la minceur du papier le plus fin, jusqu'aux plaques de plusieurs millimètres et plus dont on se sert pour maintenir les parties déviées ou déplacées par une cause violente, etc... On emploie la gutta fine dans le traitement des ulcères, des plaies contuses, des déchirures de la peau, en un mot, elle *remplace la charpie* dans les pansements à plat : elle a sur la charpie un très-grand avantage, ne colle pas sur les plaies, n'amène pas de tiraillement quand on panse les blessés, ne fermente pas, abrége le temps des chirurgiens, dérobe la plaie au contact de l'air, se façonne parfaitement à toutes les sinuosités de la partie blessée, se contourne sur les doigts pour former des doigts artificiels qui maintiennent parfaitement les parties déchirées ou brisées, etc., etc.

La dépense est minime, car la gutta-percha ferrée, vu son *indestructibilité*, peut être considérée comme faisant partie du mobilier de l'hôpital, et la dépense est donc une fois faite, tandis qu'il n'en est pas de même de la charpie. Elle se laisse recouvrir d'onguents, etc....., pour répondre à la pensée des chirurgiens qui les croiraient nécessaires, bien que nous les ayons supprimés d'une manière presque complète dans les pansements de blessures par causes traumatiques et quand il n'existe pas de cause virulente quelconque.

La gutta-percha ferrée remplace les cataplasmes : maintient la chaleur et l'humidité de la partie qui en est recouverte, et quand on lève la plaque on trouve la peau dans l'état où elle se trouve après l'application d'un cataplasme de farine de lin. Cette application de la gutta-percha ferrée n'a pas l'inconvénient des cataplasmes qui se refroidissent ; sont d'un poids gênant pour le blessé, etc., etc. Suppression de la charpie, des coussins, des attelles, etc.

Économie de temps pour les chirurgiens qui agiront plus promptement, pour les blessés, dont les maladies se guériront plus rapidement.

Économie d'argent : la dépense une fois faite pour l'achat de la matière, on fera sur le budget une diminution énorme au chapitre charpie, cataplasmes, onguents, etc.

Le chiffre des mouvements dans le compte rendu des hôpitaux sera plus considérable, l'air des salles sera plus pur, puisqu'il sera moins consommé par les blessés. En respirant dans les cours et jardins, ils donneront moins de miasmes, et ceux qui, par leur position, sont condamnés à ne pas sortir du lit, en retireront un grand avantage. Disons en outre que les plaies recouvertes de gutta-percha ferrée,

dégagent moins d'odeur, et que la suppuration est alors plus
louable. On remarque dans les plaies récentes la sécrétion
d'une lymphe plastique qui recouvre toutes les solutions de
continuité pendant le premier jour, et cette couche peut
quelquefois s'organiser immédiatement si le travail réparateur de la nature n'est pas troublé par le contact d'un corps,
qui laisse évaporer le fluide et s'attache à la plaie pour
n'être enlevé qu'en déchirant ce nouveau derme. Cet effet
n'a pas lieu quand la partie lésée est recouverte par une
feuille même très-mince de gutta-percha ferrée, qui est
complétement imperméable et conserve au corps son humidité et une douce chaleur. L'étude des lois physiques nous
fait connaître que l'évaporation est la plus grande source
de refroidissement du corps, et qu'en conservant au corps
sa température normale, on modère son état d'irritation.
Tel est le mode d'action des cataplasmes dits émollients, et
la plaque de gutta-percha ferrée est alors un cataplasme
continuel qui a l'avantage de ne pas refroidir.

*Économie de temps, économie de souffrances, économie
d'argent*, voilà le problème dont je crois avoir donné la solution. Diminution du personnel, diminution des frais de
pharmacie, possibilité de se *procurer en campagne* toutes
les pièces d'appareils, promptement et avec certitude, de les
avoir en bon état, puisque la gutta-percha ferrée est inaltérable par l'humidité, les chocs, les pressions, est à l'abri de
la fermentation, etc....

Les conséquences sont faciles à en déduire :

1° Conservation à l'armée de soldats invalides dans l'an-
cienne méthode, valides à demi quand ils sont soumis à
notre traitement.

2° Conservation des membres sacrifiés aux circonstances,
faute de moyens suffisants et par conséquent diminution du
nombre des invalides.

3° Possibilité de venir en aide aux blessés dans des circonstances critiques où le pouvoir des hommes les plus dévoués fait défaut, dans l'impérieuse nécessité où l'on se trouve de donner tous les secours à la fois ; car pour notre traitement, après une grande bataille, on pourrait improviser des quasi-chirurgiens qui appliqueraient la gutta-percha ferréé d'une manière suffisante pour faciliter le transport des blessés dans une ambulance régulière ; on pourrait même placer dans les fourgons d'ambulance des appareils façonnés et près à être appliquées sur les membres blessés.

4° Diminution dans le temps de consolidation des fractures. Des fractures du bras avec déplacement considérable et sortie des fragments osseux à travers les téguments ont été consolidées avant la cinquième semaine ; un effort direct sur les deux parties de l'os fracturé ne produisait pas de flexion. *Observation n° 461* (1).

5° La supériorité des appareils de gutta-percha ferrée est démontrée par ce seul fait : *la possibilité de mouvoir les membres fracturés ;* de marcher sans inconvénient à l'aide de béquilles ou d'un appareil particulier que nous décrirons plus tard. Les observations n°ˢ 14, 298, 453, prouvent à l'évidence le résultat heureux de ce traitement et son influence sur la longueur des membres après la guérison de la fracture des membres inférieurs, leur consolidation, etc., et n'en déplaise au savant auteur d'un très-estimable ouvrage, M. le professeur Malgaigne, qui « taxe d'une haute » imprudence (*Traité des fractures*, page 263) la déambu-» lation pour des fractures récentes, pour celles surtout où » la tendance au déplacement est telle qu'avec le repos com-

---

(1) *Traitement chirurgical et orthopédique par la gutta-percha ferrée.* Roubaix, veuve Beghin, 1855-1860.

» plet on ne saurait toujours la vaincre », je pense que la déambulation est très-souvent utile sous différents points de vue :

1° La déambulation allonge le membre qui pèse de tout son poids et sert à vaincre la puissance musculaire *quand l'appareil de gutta-percha ferrée est appliqué*, parce que le moule empêche le raccourcissement du membre exactement enfermé par une contention uniforme, contention qu'il faut bien distinguer de la compression ;

2° La déambulation procure du soulagement au blessé, en le faisant sortir du lit où le corps se fatigue par un décubitus horizontal prolongé ;

3° La déambulation rompt la monotonie de ses habitudes en lui procurant la distraction, l'air plus pur des cours ou jardins ;

4° La déambulation offre l'immense avantage de pouvoir vider momentanément les salles de blessés, dont l'air empesté contribue à développer les affections scorbutiques, la pourriture d'hôpital ;

5° La déambulation et l'emploi de nos appareils diminuent l'amaigrissement du membre fracturé et la roideur des articulations voisines de la partie fracturée.

Un blessé privé de la cuisse peut marcher avec un cuissard en s'aidant d'un bâton ou en prenant point d'appui sur le cuissard même ; pourquoi n'emploierait-on pas un moyen analogue pour procurer au blessé atteint de fracture des membres inférieurs les moyens de locomotion ? Je propose donc de faire avec de la gutta-percha ferrée un moule qui comprendrait le bassin et une partie de la cuisse, d'enlever de ce moule les parties inutiles en ne conservant que les points d'appui du corps sur le cuissard ; de fixer sur le cuissard de nouvelle forme une bande de fer de 6 centimètres environ de largeur, faisant les deux tiers du tour de la cuisse et portant en dedans et en dehors un écrou brisé ; ces écrous recevraient deux tiges de fer, filetées et fixées dans un étrier. Par ces tiges mobiles, on pourrait augmenter ou diminuer la longueur du membre artificiel. On appliquerait sur le membre sain une pantoufle armée d'un talon et d'une semelle de 4 centimètres environ de hauteur, et le membre blessé se trouverait à l'abri de la pression du corps comme dans la déambulation : le blessé marcherait comme ceux qui sont privés de la cuisse, et ne serait pas obligé de traîner avec lui des béquilles, qui sont fort désagréables dans certaines circonstances. Ce moyen ne pourrait-il pas être employé à l'armée avec des appareils de gutta-percha ferrée prêts à être appliqués sur les membres supérieurs et inférieurs au moment de leur blessure ? Ne serait-il pas possible d'avoir dans les caissons d'ambulance des appareils de membres inférieurs complets composés d'un moule et du soutien de fer fixé dans ce moule ? Ces appareils seraient ouatés à l'intérieur. Pour faire marcher, il suffirait d'appliquer un de ces moules au membre blessé, une pantoufle *ad hoc* au membre sain par-dessous la botte ou le soulier, et le blessé pourrait se transporter par lui-même et sans aide particulier ; le service chirurgical serait plus facile, les soins plus prompts, et par conséquent on sauverait un plus grand nombre de blessés. Quand les appareils de gutta-percha ferrée ne serviraient qu'à remédier aux souffrances qui résultent du frottement des os brisés, de la déchirure des chairs par leurs extrémités plus ou moins inégales ou pointues, pendant le transport, on aurait rendu un grand service ; par ce moyen, on remettrait aux mains des chirurgiens militaires des blessés qui, dans quelques circonstances, pourraient sauver leurs membres, rendre encore des services à l'État ; on diminuerait l'étendue des asiles où les glorieux débris de nos armées viennent chercher le repos et recevoir l'acquit de la dette que l'État a contractée envers eux.

Notre méthode n'est plus en l'état de théorie : nous l'avons pratiquée dans une ville de 80 000 âmes, dont l'industrie est une des plus actives de la France ; les moteurs mécaniques, très-nombreux, produisent tous les jours des accidents qui nous fournissent l'occasion d'employer les appareils de gutta-percha ferrée, et nous nous félicitons de plus en plus des succès qu'ils nous procurent. Des blessés en grand nombre viennent chercher à la consultation gratuite un remède à leurs maux, et s'en retournent avec le bonheur d'avoir trouvé, dans l'application de nos moyens, la possibilité de faire usage de leurs membres.

Chirurgien de l'hôpital civil depuis près de vingt ans, j'ai expérimenté les différents appareils à fractures décrits par les auteurs, mais il n'en est aucun qui puisse être comparé à l'appareil de notre invention, et je pense que le chirurgien qui aura fait usage de la gutta-percha ferrée y trouvera tant d'avantages, qu'il lui sera presque impossible de pouvoir s'en passer.

En résumé, l'appareil à fracture et à luxation de gutta-percha ferrée procure l'amovo-inamovibilité d'une manière complète dans un temps très-court, avec fort peu de dépense et d'une manière facile et applicable par tous les chirurgiens ; il procure aux blessés un usage plus ou moins facile de leurs membres fracturés, en permettant des mouvements d'ensemble qui s'opèrent sans déplacement des fragments ; il donne à l'ouvrier le pouvoir de subvenir à ses besoins dans des circonstances où les moyens connus réussiraient difficilement ; il permettra aux militaires blessés sur le champ de bataille de se transporter ou d'être transportés avec moins de danger pour leur état : il rendra le service chirurgical plus facile, moins dispendieux, plus prompt et plus avantageux ; il permettra de donner des soins à un plus grand nombre de blessés dans des locaux restreints ; il diminuera les frais du service en produisant le même résultat avec un personnel moins considérable ; il favorisera la guérison des blessés par la possibilité de les faire circuler hors des foyers d'infection purulente, où la nécessité oblige de les loger ; de les faire résister aux causes qui altéreraient leur santé, en leur permettant de prendre l'air, et par conséquent en les soumettant pendant un intervalle de temps moins long au séjour du lit. Il diminuera le nombre des invalides en procurant des membres artificiels qui permettront aux blessés de remplir plus complétement les besoins de la vie et par conséquent diminuera la charge de l'état ; en un mot, il remédiera à l'État de nullité de l'homme blessé ou mutilé, en lui rendant, bien qu'incomplétement, l'usage de ses membres.

Ce n'est donc pas pour éblouir les yeux, mais au point de vue d'une grande utilité thérapeutique qu'on doit employer la déambulation.

Je citerai un grand nombre de faits qui prouveront son avantage, et j'espère convaincre les chirurgiens que ce n'est point de la témérité d'employer la déambulation, quand on se sert de l'appareil de gutta-percha ferrée ; car nos appareils sont toujours exactement moulés et suivent tous les changements qui ont lieu dans les membres blessés ; le mode facile d'application permet un pansement presque journalier, et si la réapplication ne paraît pas exacte, il suffit de plonger l'appareil dans l'eau bouillante pour l'ajuster exactement.

En tenant compte de la forme des membres, on remarque qu'on peut les considérer comme un assemblage de deux cônes opposés par le sommet. Il est facile de comprendre qu'un moule fait avec un corps qui se solidifie sous la ten-

sion produite par le chirurgien et son aide doit conserver
la position donnée. Quand cette disposition conique n'existe
pas, les parties saillantes et rentrantes fournissent des
points d'appui solides et doux à la gutta qui résiste à la
force de contraction des muscles tendant à raccourcir les os
fracturés.

QUEL EST LE MODE D'ACTION DE LA GUTTA-PERCHA FERRÉE.

La question est complexe :

D'abord la gutta-percha ferrée est un corps dur, légèrement élastique, surtout quand les appareils ne sont pas circulaires. Sa composition chimique ne cède au corps aucun
principe nuisible ; loin de là, le peroxyde de fer qui entre
dans sa composition est un corps dont l'absorption ne peut
être que favorable, et nous avons remarqué que tous ceux
qui portaient les appareils de cette matière prenaient de
l'embonpoint et avaient le teint plus coloré. Je vois déjà
l'argument : Mais êtes-vous bien sûr que le fer soit absorbé?
Êtes-vous bien certain que la quantité de fer contenue dans
cette matière soit suffisante pour agir sur l'économie animale ? Je ne résous point ces questions, mais j'ai constaté
le fait, que d'autres pourront constater aussi. La peau, loin
de perdre à son contact, devient lisse, unie, souple, et se
modifie très-avantageusement. La possibilité de façonner
les appareils à la volonté des chirurgiens lui donne la facilité de ménager les articulations et de favoriser l'étendue
des mouvements. Les fonctions du corps, loin d'être altérées
par le repos inaccoutumé, le séjour au lit, sont au contraire
favorisées par l'exercice, les travaux journaliers, les promenades, et pour un grand nombre, la cessation de travaux

trop pénibles qui sont de nature à épuiser les forces plutôt qu'à les faire renaître.

Tel est le mode d'action de la gutta-percha ferrée sur la peau et sur l'économie animale. L'adhésion des fragments osseux doit être d'autant plus prompte et plus complète que la juxtaposition est aussi plus complète, plus exacte et moins dérangée.

Quel est le but que l'on cherche à atteindre par tous les appareils à fracture connus?

1° Coaptation exacte.

L'emploi de tous les moyens connus nécessite la réduction primordiale des parties fracturées et la position qu'on désire leur voir conserver. Quand cette position est obtenue, on cherche à maintenir exactement, et voyons-si l'on arrive à ce résultat; si nous en exceptons les fractures en rave qui se maintiennent d'elles-mêmes quand la réduction est parfaite nous trouvons que les os fracturés se disjoignent quand nous cessons l'application des moyens employés pour mettre les fragments dans leurs rapports normaux. Ils obéissent aux tractions musculaires et aux mouvements du corps, et malgré les bandages les plus serrés et les plus extensifs, même les machines que l'art chirurgical a inventées, les fragments obliques s'éloignent et l'effet des mécaniques quand il est suffisant pour maintenir ne peut pas être soutenu longtemps, parce qu'il ne porte que sur certains points.

Il n'en est pas de même du traitement par la gutta-percha ferrée, ce corps est mou quand il est appliqué et se conserve dans un état de mollesse suffisant, pour donner au chirurgien le temps de faire les tractions, ou coapter les fragments. Il est même inutile, dans beaucoup de cas, de faire une réduction complète et la coaptation exacte avant l'application de la gutta.

Prenons pour exemple la fracture de la jambe : une fracture complète des deux os de la jambe, même avec désordres dans les tissus adjacents. Le chirurgien choisira deux aides, l'un maintiendra le blessé, l'autre fera l'extension décrite dans les auteurs. Faut-il faire alors la coaptation exacte des fragments ? Si par l'extension modérée on obtient ce résultat, je ne vois pas d'inconvénient à la tenter : mais s'il faut agir avec force, mieux vaut attendre l'application de notre bandage. Une feuille de gutta-percha ferrée est préparée, ramollie, etc...., elle a en largeur la demi-circonférence du membre fracturé, en longueur celle de la jambe et de la plante du pied. Cette feuille est placée sur une pièce de linge mouillée, mise au-dessous du membre fracturé, et quand les aides sont en position, le chirurgien ramène les bords latéraux de la pièce de linge contre la jambe : pour l'appliquer parfaitement, le chirurgien roule promptement une bande autour de la jambe en serrant légèrement et quand ce bandage est fait, il commande aux aides de faire l'extension en ramenant le membre à sa position normale et pratique lui-même la coaptation, pendant que l'appareil se solidifie.

Quand il est convaincu de la bonne position, il caresse doucement de la main son bandage qui est encore ductile et fait prendre à la plaque tous les contours et sinuosités du membre ; il attend deux à trois minutes, et la moitié de l'appareil est confectionnée. Quand ce moule postérieur est terminé, rien n'est plus facile que de le compléter. Les aides maintiennent sans aucun effort la direction du membre, une feuille de gutta-percha ferrée est préparée et placée sur la partie antérieure de la jambe, et la face dorsale du pied. Une bande roulée termine ce bandage, et un quart d'heure après, le blessé peut mouvoir son membre sans craindre aucun déplacement. Pourquoi ? C'est que la gutta-percha

ferrée se moulant si exactement sur les parties qu'elle porte
même la trace des poils, prend un *point d'appui général*
sur les éminences et anfractuosités normales du membre :
cet effort multiple sur de grandes surfaces ne chagrine pas
la peau et les parties sous-jacentes, et suffit pour maintenir
les fragments, en un mot atteindre le but qu'on se propose
par l'emploi de tous les bandages connus.

Mais ce bandage ne comprime-t-il pas le membre fracturé ?

Qu'est-ce que la compression ? Quelles en sont les conséquences ?

Il faut, je pense, diviser la question qui me paraît complexe à cause de la valeur du mot.

Doit-on guérir une fracture sans comprimer, c'est-à-dire,
sans appliquer circulairement un moyen de pression plus
ou moins grand ? Faut-il abandonner la fracture à elle-
même ?

La solution n'est pas douteuse ; aucun bandage ne peut
agir sans pression, puisque dans les bandages, même les
moins étendus, le membre reposera sur un corps quelconque et il y aura dès lors une pression, et cette pression
existe dans les appareils composés de coussins placés dans
des gouttières de fil de fer suspendues, dans les appareils
qui maintiennent le membre suspendu par des courroies,
des lanières, un hamac, etc..., dans les appareils de plâtre,
dans les appareils amidonnés, dextrinés ; cette pression
porte sur des points de contact plus ou moins multipliés.
Une pression qui n'est pas uniforme fatigue considérablement les parties qui sont pressées et fait gonfler les parties
qui ne le sont pas. Cette fatigue locale retentit sur la vitalité
des organes et vient nuire à l'état de santé du sujet; de
plus, il doit arriver que le plus petit choc, le plus petit mouvement doit faire varier la position respective des fragments,

et s'il n'en est pas ainsi, il est évident *que la pression doit être très-considérable en certains points*, si l'on obtient ce contre-balancement de l'action musculaire qui agit dans le sens de la longueur des os et tend à les raccourcir, si l'on empêche le basculement qui résulte du poids du pied ou de la main dans les fractures de la jambe ou de l'avant-bras. Il est impossible d'obtenir une bonne guérison des fractures sans le maintien le plus exact des fragments.

Quand la pression est uniforme, il y a des corps qui la rendent plus ou moins supportable et qui sont inaltérables dans leurs rapports, tandis que d'autres jouissent d'une certaine élasticité et permettent le maintien dans des conditions où d'autres seraient insuffisants. Le plâtre, par exemple, est inaltérable dans la forme qu'il a prise ; quand la forme est acquise, elle doit rester telle qu'elle est, et si l'on n'apporte pas une surveillance suffisante à son emploi, on est tout étonné de trouver un membre libre dont les fragments ne sont maintenus par aucun effort de latéralité ; qu'on en juge les conséquences ! Le stuc est dans le même cas, il en est de même des appareils amidonnés, dextrinés, albuminés, du collodion ; disons cependant de ces appareils que le chirurgien peut les diviser dans toute leur longueur, non sans efforts et sans difficultés, pour ne pas dire plus, et qu'alors ils présentent des boîtes qui remplissent assez bien les conditions à désirer dans un bon bandage. J'en ai fait usage pendant longues années, j'en ai apprécié les avantages, mais je le déclare, un chirurgien qui aura manié les appareils de gutta-percha ferrée ne pourra plus revenir aux autres moyens quand il aura à cœur l'intérêt des blessés et sa propre satisfaction.

Sûreté d'action, promptitude d'application, amovo-inamovibilité, mouvement général du corps en conservant la position des fragments ; voilà des avantages qui ne peuvent être obtenus par aucun procédé. La pression du membre par les appareils de gutta-percha ferrée existe donc, mais voici dans quelles conditions :

Cette pression existe dans tous les points de la demi-circonférence du membre pour la première partie du bandage, par un corps dur légèrement élastique, parfaitement moulé sur les éminences et les anfractuosités. L'autre partie est comprimée par une bande roulée qui maintient le moule comme il a été confectionné. Cette pression uniforme empêche le croisement des fragments, parce que le moule refroidi ne peut pas revenir sur lui-même, et prend point d'appui sur les saillies et les creux. Cette pression uniforme existe encore pendant le désenflement du membre, par l'élasticité naturelle de l'appareil, la bande exerçant un léger effort de latéralité. Quant à la seconde partie du moule, elle vient compléter la compression uniforme, puisqu'elle vient s'appliquer sur la bande qui fait effort pour l'éloigner : double cause d'élasticité. Cette pression n'est pas douloureuse, elle maintient bien, et nous voyons que s'il y a pression, il n'y a pas de pression partielle, pouvant gêner la circulation.

Dans les fractures des deux os de l'avant-bras, où l'on désire conserver l'espace interosseux, on peut avec le bandage de gutta-percha ferrée conserver cet intervalle avec une convexité interosseuse comme cherchait à l'obtenir Desault avec les bouchons, etc... ; il suffit de placer un rouleau sur la gutta avant de rouler la bande qui façonne le bandage ; je dis même que ce résultat sera meilleur qu'avec les autres moyens employés dans ce but. Mais mieux vaut, même dans ce cas, employer le bandage comme je l'ai décrit. J'ai traité un très-grand nombre de fractures des deux os de l'avant-bras, et l'intervalle interosseux a toujours été parfaitement conservé. Il suffit de ne pas serrer la bande et de passer légèrement la main sur la face palmaire de l'avant-bras quand on met un moule antérieur, ou sur la face dorsale quand on met un moule postérieur pour maintenir une légère convexité du côté du membre fracturé. La masse musculaire se trouvant légèrement pressée fait l'office de coussin, et conserve l'intervalle interosseux sans aucun danger pour la circulation.

Veut-on une preuve évidente de l'absence de compression irrégulière des bandes de gutta-percha ferrée ? C'est l'absence de gonflement et d'œdème dans les parties du membre fracturé plus éloignées du cœur, par exemple la main pour le membre supérieur, le pied pour le membre inférieur. Peut-on en dire autant dans l'emploi des autres bandages ? Cette pression est uniforme ; aussi n'observons-nous jamais d'eschares sur les parties saillantes. Les parties même les plus exposées aux inconvénients de la pression dans les bandages ordinaires, le creux de l'aisselle par exemple dans les bandages pour fracture de la clavicule, sont parfaitement garanties dans notre bandage à fracture de la clavicule fait de gutta-percha ferrée par le procédé décrit dans notre manuel.

On peut toujours diminuer la pression dans les parties que l'on veut ménager ; il suffit de placer sur ces parties un corps quelconque suivant l'indication à remplir, etc...., mais quand on est parvenu à acquérir un peu d'adresse dans l'application de la gutta, il est très-facile de modifier le moule, en exposant pendant un instant à la chaleur la partie que l'on veut modifier et, avec le doigt mouillé, déprimer la portion ramollie pour supprimer le contact de la gutta avec la partie saillante.

QUAND FAUT-IL PLACER L'APPAREIL.

« Règle générale, dit M. Malgaigne, dans toute fracture
» avec gonflement ou inflammation, il ne faut appliquer les
» appareils contentifs, circulaires, que quand *tout péril a*
» *cessé.* »

Le savant professeur a sans doute en vue les appareils
connus, qui pour être appliqués exigent une pression locale ;
mais il n'en est pas de même des appareils qui ne sont plus
circulaires et s'appliquent sur le membre sans aucune pression irrégulière. Ces appareils préservent par leur roideur
de la pression nuisible les parties qu'ils recouvrent. Ils
agissent, en outre, comme antiphlogistiques si l'on veut,
ce que je démontrerai plus tard.

Il n'est aucun moyen plus favorable pour faire cesser le
gonflement et l'inflammation que la position normale des
fragments, car leur déplacement dans les tissus adjacents
forme épine, et là comme ailleurs on trouve l'application
du grand principe : *Ubi dolor ibi fluxus.*

Il est certain que l'immobilité absolue des parties fracturées assure la consolidation du cal ; aussi tous les efforts
des chirurgiens doivent-ils concourir à ce but. Mais faut-il
en conclure que la fracture une fois réduite, et le pansement fait, quel que soit l'appareil ou le bandage que l'on
emploie, faut-il en conclure que la fracture ne doit pas être
visitée, que le pansement ne doit pas avoir lieu ? Je crois
que le pansement doit être fait fréquemment. En effet, que
se passe-t-il dans une fracture ? Des os sont réduits en fragments, le périoste est déchiré. Tous les tissus du corps vivant
ont un moyen de réparation, c'est l'épanchement d'un suc
propre au tissu divisé ; ce fluide est versé à la surface des

parties, et forme un corps intermédiaire qui plus tard s'organisera.

Nous pouvons comparer les os à la peau, pour nous rendre compte de ce qui se passe dans une division osseuse faite par fracture ou par section. Si les lèvres d'une division de la peau sont affrontées d'une manière parfaite, la réunion est prompte et l'on obtient une réunion dite par première intention. Si les bords de la peau se recouvrent, l'adhérence se fait encore, mais d'une manière plus lente et moins solide. La lymphe épanchée modifie la partie saine du derme, un état particulier d'adhésion s'établit et la réunion a lieu même assez promptement si la peau a pu avoir quelques points de contact dans les bords de sa division, il en est de même des lèvres dont les surfaces avivées, dans l'opération du bec-de-lièvre, ont été mal rejointes ; il en est de même des muscles.

En général, la réunion des tissus est d'autant plus prompte et plus solide que les bords séparés sont mis au contact le plus direct. Le chirurgien ne doit donc pas perdre de vue ce principe, quand il a des fractures à soigner ; il obtiendra bien rarement ce résultat par un pansement primordial fait pour tout le temps de la fracture.

Faut-il s'abstenir des pansements presque journaliers ?

Pour résoudre ce problème, il faudrait passer en revue toutes les fractures, examiner tous les appareils, en discuter la valeur, etc..., mais comme je n'ai en vue que l'emploi du bandage de gutta-percha ferrée, je vais poser quelques principes :

1° Fractures des os courts.

Il est important de panser souvent les fractures des os courts : souvent ces fractures ont produit de graves désordres et il est important de les visiter. Du reste, les lotions faites sur le membre sont très-favorables à la guérison, rafraîchissent la partie lésée, sont agréables au blessé, et les pansements fréquents ne font courir aucun danger, n'ont aucun inconvénient.

Nous rangerons dans cette catégorie la fracture des os du carpe, du métacarpe, des phalanges, du tarse, du métatarse, etc..., en exceptant les fractures des vertèbres. Ces fractures, souvent produites par l'action directe des machines qui écrasent, broient les tissus, exigent des pansements fréquents, même deux fois le jour dans les premiers temps de l'accident, souvent pendant quinze jours. Par ces moyens, on peut conserver des membres dont on juge tout d'abord la perte inévitable (voy. *Observations*, numéros 209 et 577). Ces fractures comminutives des os courts peuvent se guérir complétement dans un temps normal, les six semaines accordées pour la guérison des fractures, malgré le broiement des chairs, la perte de la peau et le dépôt des matières étrangères, laine, coton, fil, que le chirurgien doit avoir le soin de retirer avec beaucoup de précautions, car il vaut mieux être accusé de lenteur dans le premier pansement et retirer tous les corps étrangers qui peuvent se trouver entre les parties des os divisés.

2° Fractures des os longs.

Les fractures des os longs sont de différente nature :

a. *Fractures simples.* — Quand le membre fracturé ne présente, à l'arrivée du chirurgien, aucun gonflement, que la coaptation des fragments peut se faire exactement, que la puissance musculaire qui agit dans le sens de la longueur des os rencontre un arc-boutant dans la forme des frag-

ments, tous les appareils rendront de bons services, et les
appareils inamovibles pourront peut-être trouver leur application immédiate et immuable. Je dis peut-être, car tout
membre qui a perdu son mouvement maigrit, et il pourra
se faire alors que la boîte artificielle formée par l'étoupade
de Larrey, la colle forte, l'amidon, la dextrine, le plâtre, le
collodion et tous les vernis possibles appliqués circulairement, jouera autour du membre et n'exercera plus aucune
pression de latéralité pour empêcher, sinon le chevauche-
ment, au moins le mouvement des fragments, et cette boîte
n'agira tout au plus que comme bandage légèrement exten-
seur par les points d'appui qu'elle aura conservés sur les
saillies des membres.

Si, comme le font plusieurs praticiens, on fait la section
de ces boîtes, alors évidemment c'est dans le but de panser
les fractures, et si l'on remplace cette méthode on déroge
au principe de l'immobilité absolue et l'on rentre dans la
catégorie des chirurgiens qui pansent même leurs fractures
simples.

Quand la fracture même sans esquilles est accompagnée
d'un grand désordre dans les chairs et les téguments, doit-on
appliquer un bandage inamovible absolu et le faire immédiatement ? Peu de chirurgiens oseraient suivre cette méthode, et pour le faire il faudrait des motifs que nous ne
trouvons pas dans l'état actuel de la science. Il faudra donc
panser cette fracture.

b. *Fractures comminutives.* — Les fractures comminutives sont très-souvent accompagnées de graves désordres,
et il n'est pas douteux que les pansements fréquents ne soient
nécessaires.

Voyons maintenant les motifs qui pourraient empêcher les
pansements fréquents.

Le chirurgien appelé à donner des soins à un blessé atteint

de fracture est rarement à portée d'arriver immédiatement
après l'accident. Il trouve alors un gonflement plus ou moins
considérable qui l'empêche de juger parfaitement de la fracture. Il réduit les fragments plus ou moins complétement,
met le membre dans une bonne position, maintient par un
bandage amovible et attend le désenflement des parties. Les
pansements subséquents n'ont aucun inconvénient pour les
fragments si le blessé est maintenu convenablement. Le chirurgien suit les progrès de la blessure et les indications qui
se produisent, et l'application du bandage de gutta-percha
ferrée qui durcit immédiatement est si prompte et si facile
que le pansement n'est pas une charge pour celui qui le pratique. Je comprends qu'il n'en est pas de même de l'étoupade de Larrey qui ne durcit pas à l'instant même, de l'appareil amidonné qui demande plusieurs jours à sécher, de
l'appareil dextriné qui présente de plus l'inconvénient de
coûter cher par l'alcool ou l'eau-de-vie consommé, du plâtre
qui salit les mains et change les chirurgiens en maçons, du
collodion, dont le prix est élevé. Si l'on a objecté à la méthode des pansements fréquents de nuire à la formation du
cal, ce n'est pas la méthode des pansements fréquents qu'il
faut accuser, c'est le vice des appareils. En effet, comment
maintenir convenablement les extrémités fracturées et les
membres, quand on emploie des appareils qui ne durcissent
que lentement ? Peut-on maintenir par des aides les membres dans un état presque normal pendant un temps si long ?
C'est impossible.

Quand on emploie le bandage de gutta-percha ferrée, le
pansement est fait en quelques minutes, il est dès lors possible de faire maintenir pendant ce temps le membre dans
une position convenable sans déplacement et sans douleur,
et le résultat prouve que cette méthode est bonne puisque, dans l'observation n° 461, la consolidation à la cin-

quième semaine était suffisante pour permettre un effort puissant exercé par un de mes confrères sur les deux extrémités de l'humérus fracturé complétement, et dont les fragments croisaient de 7 centimètres avant la réduction.

Nous concluons que les fractures doivent être pansées d'une manière fréquente quand on emploie le bandage de gutta-percha ferrée, que ces pansements fréquents sont agréables aux blessés et que la consolidation des fractures n'en est nullement entravée. Mais si cette proposition rencontre de l'opposition, nous dirons aux chirurgiens qui ne sont pas de notre avis : le bandage de gutta-percha ferrée, mieux qu'aucun autre, procure l'immobilité absolue que vous désirez.

En admettant tous les avantages que nous donnons à notre bandage, des chirurgiens diront peut-être : n'empêchez-vous pas les fonctions de la peau par l'application immédiate d'un corps imperméable ? La sueur pourra-t-elle s'échapper ? Et dans ces circonstances ne favoriserez-vous pas l'inflammation ?

Les fonctions de la peau ont lieu en dépit de tous les corps dont on pourrait recouvrir la surface de cet organe, puisque la peau rejette, après un certain temps, des corps tellement adhérents qu'ils semblaient faire corps avec elle, surtout quand ils sont imperméables.

La transpiration insensible n'est point gênée, puisque la levée d'un appareil nous montre la peau douce, humide, onctueuse, grasse au toucher, et dans les conditions que nous désirons obtenir par l'emploi des cataplasmes de farine de lin. Loin de produire l'inflammation, un corps qui fait naître cet état est donc éminemment antiphlogistique. Ce bain continuel est peut-être favorable à la guérison.

Si la peau sécrète des acides, ne se forme-t-il pas avec le peroxyde de fer des sels solubles ? Nous avons constaté un fait qui trouve peut-être son explication dans ce que nous venons d'exposer, c'est que les appareils qui restent longtemps au même contact deviennent plus grisâtres et plus fragiles. Je laisse aux hommes plus éclairés d'en trouver la véritable cause, mais je ne puis passer sous silence cette observation que tous ceux qui *font usage des appareils de gutta-percha ferrée prennent plus de couleur, plus d'embonpoint et jouissent d'une meilleure santé.* Quant à une légère odeur ammoniacale, elle n'existe pas quand on a soin de suivre le conseil que nous donnons de lotionner les appareils et la peau des membres avec une eau légèrement chlorurée par l'addition d'une petite quantité de solution de chlorure de chaux, corps sans valeur et qui concourt peut-être aussi à la solidification prompte des fractures.

MANUEL OPÉRATOIRE.

Rappelons en deux mots les propriétés qui nous intéressent dans la gutta-percha ferrée.

Cette substance se ramollit dans l'eau chaude et se durcit par elle-même dans un temps assez court : l'eau froide la rend dure rapidement. Quand on l'a fait bouillir dans l'eau, elle se lamine sur une table, avec un rouleau quelconque ; en l'étirant en divers sens, on peut alors lui donner la surface nécessaire ; mais nous devons supposer les plaques faites à l'avance, et ayant une épaisseur de 2 millimètres environ. Pour procéder au pansement, le praticien doit donc se procurer de l'eau à 80 degrés, et de l'eau froide pour durcir instantanément son appareil. Il découpe avec des ciseaux dans une plaque légèrement ramollie dans l'eau chaude, un morceau plus grand que l'appareil terminé ne

le comportera, et le plonge dans un vase contenant de l'eau
à 80 degrés et attend le moment où cette plaque descend au
fond du vase par son poids : ce qui indique qu'elle est suffisamment ramollie. Pour éviter de se brûler les doigts, il la
retire au moyen d'un bâton et laisse la gutta se refroidir un
instant : quand elle a acquis la température d'un cataplasme,
le praticien l'applique sur la peau préalablement recouverte
d'un linge, d'une bande roulée, d'une feuille de papier
mouillée, de fécule de pomme de terre, d'un alcali, d'amidon délayé, etc. ; en recouvrant la gutta des corps cités plus
haut, il devient inutile d'en recouvrir la peau, et l'on évite
ainsi l'adhérence de la gutta-percha aux poils. Du reste, il
suffit de ramollir fortement la plaque à employer et de la
plonger promptement dans l'eau froide pour obtenir une
plaque, qui, placée sur la peau mouillée avec de l'eau, se
moulera parfaitement et durcira très-vite sans coller à la
peau qui le recouvre. Cette première application faite, il
marque avec la pointe des ciseaux tout ce qui paraît inutile,
enlève le bandage qu'il a refroidi suffisamment en le lavant
extérieurement avec de l'eau froide et le découpe à son gré
avant de le réappliquer de nouveau : toutes ces opérations
peuvent et doivent se faire sur les membres d'une personne
de même taille environ, pour ne pas déranger le blessé ; mais
quand on a acquis l'habitude de l'usage de la gutta, elles deviennent inutiles : le praticien comprend tout de suite les
dimensions à donner à ses appareils et les taille dans les plaques sans essai préalable : du reste, si l'appareil est placé de
manière à ne pas gêner le blessé, il est préférable de ren-
voyer au lendemain l'appropriation parfaite du bandage qui
a suffi pour maintenir la fracture ou la luxation, et de lui
donner alors une forme plus ou moins élégante, plus ou
moins commode, selon le génie du praticien. Si la gutta-
percha ferrée avait pris trop de dureté pour se laisser cou-

per par des ciseaux, on plongerait légèrement dans l'eau chaude les parties que l'on veut modifier. Quand on veut que l'appareil devienne extensif, il suffit d'exposer le moule à la vapeur, et de l'allonger un peu avant de le réappliquer.

Nous citerons un grand nombre d'observations qui prouveront que toutes les fractures et luxations peuvent être traitées par les appareils de gutta-percha ferrée, et que ces appareils procurent l'amovo-inamovibilité d'une manière plus sûre, plus prompte, plus parfaite et plus économique que tous les autres moyens connus.

FRACTURES DU CRANE.

Raser les cheveux qui recouvrent la partie du cuir chevelu correspondante à la fracture, alors se préoccuper de la blessure plus ou moins grande des téguments : appliquer une bande de gutta-percha ferrée de 2 millimètres d'épaisseur, découpée avec des ciseaux, ramollie dans l'eau bouillante et plongée vivement dans l'eau froide, sur la partie fracturée qui doit avoir reçu les soins chirurgicaux réclamés par la nature de la blessure. Cette calotte préserve la tête des chocs, des déplacements des fragments, et contribue à la guérison prompte des parties blessées.

Si la plaie est contuse et doit suppurer, la suppuration trouve une issue facile dans ce mode de pansement, attendu que la gutta-percha ferrée s'applique exactement sur les plaies sans y adhérer comme la charpie ou les matières emplastiquées.

FRACTURES DES OS PROPRES DU NEZ.

Faire saillir les os propres du nez en dehors par l'introduction d'une sonde dans les narines, et recouvrir le nez

avec un morceau de gutta-percha ferrée de 2 millimètres
environ, taillé en triangle, pour façonner un nez artificiel,
qui, par sa forme, peut remplacer les moyens contentifs,
bandes, etc.

FRACTURES DE LA MACHOIRE INFÉRIEURE, SIMPLE
OU COMMINUTIVE.

Appliquer une plaque de gutta-percha ferrée de 3 millimètres d'épaisseur et représentant une ellipse longue de
20 centimètres environ sur 12 centimètres de largeur, ramollie dans l'eau bouillante, et plongée dans l'eau froide,
sur la mâchoire inférieure, d'un condyle à l'autre, en re-
pliant la partie correspondante au larynx pour ne pas gêner
les mouvements de déglutition; laisser durcir le moule en
le plongeant dans l'eau froide, et pratiquer au niveau des
condyles, avec une pince emporte-pièce ou la lame d'un cou-
teau, deux ouvertures; une forte jarretière élastique ou,
plus simplement, un morceau de toile fendu dans son milieu,
est posée sur le dessus de la tête et descend jusqu'aux condyles pour être fixée au moule de gutta; on fait passer une
jarretière élastique par les trous pratiqués au niveau des
condyles, et l'extrémité croisée pour en faire un nœud
coulant est ensuite fixée à la pièce supérieure.

Les mouvements de la mâchoire inférieure peuvent s'exécuter sans craindre le dérangement des parties fracturées
(voy. *Observ.*, n° 143) : le blessé a pu faire, le quatrième jour
de l'accident, les mouvements de la mâchoire nécessaires
pour avaler les aliments liquides, potages, légumes écra-
sés, etc., malgré la fracture comminutive (esquilles produites
par la locomotive). Le blessé qui fait le sujet de l'*observation*
n° 192, n'a jamais cessé de manger du pain, malgré la frac-

ture double de la mâchoire inférieure, qui avait lieu au niveau des deux trous mentonniers (*loc. cit.*).

FRACTURES DES VERTÈBRES.

1° Fracture des vertèbres verticales :

Prendre une plaque de gutta-percha ferrée de 2 millimètres d'épaisseur sur 40 centimètres de longueur et 20 de largeur, l'appliquer sur un homme sain de même nature, pour mouler la partie antérieure du col et des épaules, et former un col qui prenne point d'appui sur les épaules et sur la mâchoire inférieure, faire refroidir le moule et le tailler pour l'approprier au sujet :

L'appliquer de nouveau et refaire une seconde partie, qui vienne embrasser la première dans presque toute son étendue, en prenant ses points d'appui sur les épaules et la partie inférieure de la boîte crânienne. La réduction faite, ces deux cols sont appliqués, se recouvrent réciproquement et sont fixés par une cravate ; si l'on craint une pression sur certains points, on doit, dans ce fait comme dans tous les autres, appliquer préalablement un morceau de gutta-percha ferrée ramollie sur les parties que l'on veut protéger (voy. *Observations, loc. cit.*).

Cet homme, malgré la fracture de la colonne cervicale, a pu circuler dans l'hôpital, et l'inamovibilité du col était tellement complète qu'il lui était impossible de regarder de côté sans faire converser le tronc. L'extension produite par ce bandage peut être augmentée en plaçant un mouchoir plus ou moins épais sur les épaules et la partie supérieure du dos.

2° Fractures des vertèbres dorsales et lombaires :

Mouler les parties latérales du tronc avec de la gutta-percha, de telle sorte que les épaules prennent point d'appui sur les hanches, et fixer ces tuteurs par un corset et des brassières passant sur le bord scapulaire des tuteurs de gutta-percha et s'agrafant sur le devant du corset. Cet appareil est employé avec le plus grand succès pour redresser les différentes déviations de la taille et remédier aux effets de caries vertébrales.

FRACTURES DE LA CLAVICULE.

Faire deux scapulums artificiels en portant une plaque triangulaire de gutta-percha ferrée, ramollie, etc., sur l'omoplate en la ramenant sous l'aisselle pour recouvrir ensuite la portion qui recouvre le scapulum de manière à en doubler l'épaisseur; placer sous l'aisselle une serviette mouillée roulée en cravate pour séparer les surfaces et les empêcher d'adhérer, en formant un pli bien uni, qui ne froisse pas le bord antérieur du creux de l'aisselle. Découper ce moule pour obtenir un appareil formé d'un scapulum artificiel prolongé en avant et sous l'aisselle, présentant un ovale convenable pour loger le bras et le percer dans son bord scapulaire d'une quantité de trous suffisante pour lacer les deux scapulums et les rapprocher, comme pourraient le faire les deux mains saisissant les épaules pour tendre fortement les clavicules. Pour éviter la déchirure du bord de l'appareil, on peut le replier en le plongeant dans l'eau bouillante ; il est même alors très-facile d'y fixer un morceau de fil de fer que l'on enferme dans ce bord en façonnant la gutta ramollie.

Il est inutile de réduire la fracture avant l'application définitive du bandage, qui peut être disposé sur une personne de même stature, parce que le rapprochement des deux bords scapulaires par le lacet a pour effet d'étendre les cla-

vicules qui sont les arcs-boutants de la poitrine ; la réduction peut être favorisée par l'action des mains placées sur les
épaules en les reportant fortement en arrière pendant l'application du genou sur la colonne vertébrale. Il n'est pas
nécessaire de forcer l'extension le premier jour du traitement, car les épaules, ne pouvant plus se porter en avant, les
clavicules cessent leur action d'arc-boutant, les fragments
ne tendent plus à se croiser, et par une extension modérée
augmentée les jours suivants on obtient un résultat satisfai-
sant (1).

Notons que pendant le traitement par les appareils de
gutta-percha ferrée les blessés se servent de leurs membres
supérieurs libres de tout soutien, écharpe, etc.

Un conducteur d'omnibus a pu étriller et conduire les
chevaux le lendemain de l'application du bandage ; un do-
mestique a continué son service ; un tisserand a pu tirer le
cordon qui chasse la navette de son métier.

Il résulte de tout ce que nous avons dit plus haut que le
traitement des fractures doubles de la clavicule et même
des deux clavicules n'exige pas d'autre appareil que les deux
scapulums de gutta-percha ferrée, attendu que l'action est
simultanée pour les deux clavicules.

FRACTURES DE L'EXTRÉMITÉ SUPÉRIEURE DE L'HUMÉRUS.

Faire un moule de gutta-percha ferrée qui comprenne la
partie supérieure de la poitrine en avant et en arrière des-
cendant sur le bras et laissant libre le creux de l'aisselle et
la partie du bras qui correspond aux vaisseaux et aux nerfs.

(1) Cet appareil nous paraît être le seul qui remplisse, d'une manière complète, les indications que l'on trouve dans tous les livres classiques, à savoir :
Porter l'épaule en haut, en arrière et en dehors.

Enlever ce moule, découper le creux du col en laissant une patte sur la clavicule et un autre prolongement sur l'omoplate ; relever les bords, etc. ; le ramollir de nouveau, l'appliquer et le fixer par des tours de bande qui passent sous l'aisselle opposée en fixant la partie supérieure du membre sur la poitrine et se terminant en tours circulaires sur le bras. Cette épaule artificielle est enlevée tous les jours, si le praticien le juge convenable ; la partie blessée est recouverte d'une feuille d'ouate, et l'application ultérieure se fait très-promptement ; car, pendant tout le traitement, il est rare que l'on soit obligé de faire ramollir le bandage pour en changer la forme. Si toutefois le dégonflement de la partie blessée cesse, il suffit de plonger l'appareil dans l'eau chaude et de le réappliquer.

FRACTURES DE L'HUMÉRUS A SA PARTIE MOYENNE.

Faire un moule de gutta-percha ferrée comprenant les deux tiers de la circonférence du bras en laissant libre le côté externe : le fixer par une bande et recouvrir ce premier bandage d'une seconde valve laissant libre le côté interne du bras et se prolongeant sur l'épaule pour fixer l'articulation scapulo-humérale, en laissant libre l'articulation huméro-cubitale ; le bras est porté dans une écharpe et pendant les premiers temps fixé au corps par une ceinture à boucles ou une bande pour éviter les mouvements de torsion qui nuisent beaucoup à la solidification des fractures.

FRACTURES DE L'EXTRÉMITÉ INFÉRIEURE DE L'HUMÉRUS.

Faire un moule de gutta-percha ferrée, s'étendant de l'insertion des muscles qui forment le creux de l'aisselle au poignet, en négligeant de croiser les bords du moule ; laisser

refroidir, enlever ; supprimer toutes les parties antérieures
du moule qui ne sera composé que de trois côtés et laissera
libre toute la partie antérieure du bras et de l'avant-bras ;
reployer les bords en dehors, le garnir d'ouate et l'appliquer sur le membre, par des tours de bande suffisants. Dans
cette fracture, il est important de ne pas oublier qu'il con-
vient de pratiquer de temps en temps des flexions et exten-
sions de l'avant-bras, en serrant avec la main les fragments
pour empêcher leurs mouvements. On évite de cette manière
la fausse ankylose ou du moins la roideur consécutive à
la fracture.

La fracture de l'épitrochlée demande le même appareil.

FRACTURES DE L'OLÉCRANE.

Même traitement.

FRACTURES DE L'EXTRÉMITÉ SUPÉRIEURE DU RADIUS.

Même traitement.

FRACTURES DE L'EXTRÉMITÉ INFÉRIEURE DU RADIUS.

Faire un moule de gutta-percha ferrée comprenant les
deux tiers de la circonférence de l'avant-bras en laissant
libre la partie postérieure et le prolonger sur la moitié de la
paume de la main et des deux bords cubital et radial.
Quand la plaque commence à durcir, on fait la réduction,
on caresse doucement le bandage avec la main, et l'on porte
la main du membre blessé dans la supination forcée, afin
d'écarter du cubitus le bout supérieur du fragment inférieur
du radius. La contention est suffisante pour permettre au
blessé de se livrer à certains travaux.

FRACTURES DES DEUX OS.

Faire un moule de gutta-percha ferrée s'étendant de la partie saillante de l'olécrâne aux extrémités inférieures des métacarpiens ; supprimer la partie antérieure du moule, dans un intervalle de 3 centimètres environ, reployer les bords et l'appliquer par des tours de bande ; le lendemain on arrondit la partie inférieure en dégageant un peu le poignet pour faciliter les mouvements de la main.

FRACTURES DU COL DU FÉMUR.

Mettre la cuisse dans la plus forte extension possible, mouler en gutta-percha ferrée le bassin, la cuisse et le genou, en laissant libre la partie correspondante au triangle crural et la partie interne de la cuisse ; lever le bandage et l'approprier, le fixer par des tours de bandes autour du corps, du bassin, de la cuisse et du genou.

Le moule prend des points d'appui sur le bassin et le genou, et l'extension du fémur a lieu ; l'immobilité de l'articulation coxo-fémorale et l'impossibilité du mouvement de la cuisse favorisent la réunion des fragments du fémur. On peut réappliquer sur ce premier bandage une feuille de gutta-percha ferrée ramollie, sur la partie interne de la cuisse jusqu'à la partie interne du genou. Cette seconde valve consolide l'appareil.

FRACTURES DU CORPS DU FÉMUR.

Mouler la cuisse en laissant libre la partie interne dans une étendue de 5 centimètres environ ; approprier le moule en découpant et relevant les bords ; le fixer par des tours de bande et placer sur la face externe une attelle et

un coussin large de 8 centimètres pendant quelques minutes, pour maintenir la gutta-percha dans une direction
convenable. Passé ce temps, le moule suffit pour maintenir
la rectitude du membre. Ce bandage est rendu plus solide
en y superposant une deuxième valve interne, comme dans
l'appareil précédent.

RUPTURES DU TENDON D'ACHILLE.

Mouler le bas de la jambe et le pied dans l'extension la
plus grande possible.

FRACTURES DE LA ROTULE.

Mouler le tiers inférieur de la cuisse et le quart supérieur
de la rotule ; mouler le tiers supérieur de la jambe et le
quart inférieur de la rotule, en laissant le jarret à découvert
dans une étendue de 6 millimètres environ en largeur, pour
faciliter la pression des deux moules ; approprier les moules
et les percer de dix trous avec l'emporte-pièce à un centi-
mètre et demi des bords rotuliens ; passer dans les trous
des cordons de toile ; mouler la partie postérieure du
membre inférieur en laissant un intervalle extérieur de
6 centimètres environ en avant. Quand les deux moules rotuliens sont fixés par des tours de bande, en laissant les cordons à découvert, le chirurgien passe un lacet entre chaque
anse de cordon formée par l'écartement des trous et opère
le rapprochement des deux moules rotuliens en serrant
comme un corset ; les fragments rotuliens sont maintenus
rapprochés, et, le moule postérieur fixé par des tours de
bande enveloppe et vient fixer le membre qui se trouve dans
l'extension la plus complète. On obtient par ce procédé un

appareil léger et qui permet la locomotion par la déambulation. L'application de différentes feuilles de gutta en avant
et en arrière fixent l'articulation fémoro-tibiale d'une manière complète.

FRACTURES DU PÉRONÉ.

Mouler la partie postérieure de la jambe et la plante du
pied : laisser libre la face antérieure du membre inférieur, et fixer le moule par une bande ou une guêtre de
peau. Le blessé peut se promener sans faire usage de béquilles, et sans compromettre sa guérison (voy. *Observations*, n° 26).

FRACTURES DES DEUX OS.

1° Simple.

Mouler la partie postérieure de la jambe et la face plan-
taire du pied en laissant libre la face antérieure du membre,
fixer le moule par une bande, et le recouvrir d'une autre
valve comprenant la partie antérieure de la jambe et supérieure du pied en employant une feuille de gutta-percha
ferrée très-mince.

Il est peut-être utile de recommander aux praticiens de
laisser refroidir les grandes plaques qui doivent composer
les grands appareils, avant de les appliquer et de se mouiller
les doigts avec une légère solution alcaline ou de l'eau, pour
éviter les adhérences qui contrarient le chirurgien en détrui-
sant la régularité du moule : on doit aussi bien humecter
la plaque avec de l'eau alcaliné et la lisser avec la main
avant de l'appliquer.

2° Comminutive.

L'appareil de gutta-percha ferrée se fait de la même

manière, mais pour le premier pansement il est préférable de le façonner sur une personne de même nature. C'est dans ce genre de fractures que l'on peut apprécier l'utilité du traitement par la gutta-percha ferrée, qui permet l'emploi des médications par l'eau froide, les émollients, les astringents, médications qui peuvent être pratiquées sans altérer et déformer le moule de gutta.

En recouvrant les parties lésées avec de la gutta-percha ferrée très-mince, on empêche les chairs de se froisser et l'on voit les plaies prendre un très-bon aspect et marcher promptement vers la cicatrisation. Dans ces fractures, l'emploi de la gutta-percha ferrée permet de conserver l'écartement des fragments, quand les os sont réduits en esquilles, et de guérir sans claudication. (Voy. *Observations*, n° 453, *loc. cit.*) (1). Cet homme était atteint depuis dix-huit jours d'une fracture comminutive, produite par la pression d'une roue de chariot. Les chairs étaient très-meurtries. Les nombreuses esquilles furent retirées par deux incisions longitudinales qui donnèrent en même temps issue à des caillots d'un sang noir, une longue esquille mobile fut conservée, et malgré les symptômes graves, ce tisserand, âgé de soixante ans, put se guérir et travaille encore aujourd'hui à son état, qui réclame l'usage de ses deux jambes. Il est même très-important de noter que les deux jambes sont de la même longueur.

FRACTURES DES OS DU TARSE ET DU MÉTATARSE.

Mouler le bas de la jambe et le pied, et laisser un intervalle antérieur de 4 centimètres environ. Cet appareil forme

_____

(1) *Traitement chirurgical et orthopédique par la gutta-percha ferrée.* Roubaix, veuve Béghin. 1860.

une botte très-résistante et permet la marche directe ; mais le blessé doit traîner la partie lésée pour éviter les contractions musculaires et le déplacement qui tendrait à s'opérer dans les parties fracturées.

LUXATIONS TRAUMATIQUES (1).

Cés luxations exigent en général le même traitement que les fractures, par l'appareil de gutta-percha ferrée.

Quand le chirurgien a réduit la luxation, il fait un moule d'après le procédé décrit plus haut, et le maintient le temps suffisant pour la consolidation des parties ligamenteuses et tendineuses qui ont été lésées par la luxation.

Les luxations de l'extrémité scapulaire de la clavicule, de l'humérus en avant, en bas du coude, de l'extrémité inférieure du radius, du poignet, du premier métacarpien, etc., exigent un traitement analogue aux fractures ; mais nous pouvons dire, en thèse générale, que les membres doivent être tenus dans une demi-flexion. Quand il n'y a pas de contre-indication pour obtenir un moule dans la demi-flexion, il est préférable de mouler le membre allongé : maintenir ce moule par des tours de bande, et fléchir le membre pendant que la gutta-percha ferrée est encore chaude, l'espace de temps nécessaire à la solidification : quelques minutes, quand on a soin de mouiller l'appareil avec de l'eau froide. Les luxations du fémur, du tibia, du péroné, du tarse, des orteils, sont traitées de la même manière que la fracture de ces os.

Mais, dira-t-on, ne craignez-vous pas que la mobilité que

(1) Pour les luxations pathologiques et l'orthopédie en général, voyez l'ouvrage précité.

vous permettez aux membres ne nuise à la formation du cal et ne produise des accidents ?

La mobilité des fragments les uns sur les autres est nuisible à la consolidation des fractures, mais voyons si la mobilité des fragments existe plus dans l'appareil de gutta que dans les autres appareils quelconques.

Quand l'appareil de gutta vient d'être appliqué, la coaptation est exacte puisqu'il est moulé sur les parties. Cette coaptation ne peut cesser d'être exacte (l'appareil ne se déformant pas par la température du corps, etc.,) qu'autant que les parties recouvertes se modifient, et alors nous trouvons dans l'emploi de notre bandage la plus grande facilité possible pour le pansement qui se fait avec une promptitude inaccoutumée. Dérouler une bande, laver un membre avec l'eau chlorurée, laver un moule de gutta, le replacer et le contenir par un bandage roulé, voilà un pansement qui ne demande que quelques minutes, et l'élasticité naturelle du moule, dans le sens de la largeur, le fait appliquer d'une manière exacte. La gouge, le maillet, les cisailles, instruments plus ou moins violents qui fatiguent le blessé et le chirurgien sont inutiles !

Tous les chirurgiens conviennent que l'on peut dans les fractures des membres supérieurs permettre aux blessés les promenades : que le séjour du lit n'est utile que dans certaines fractures de l'humérus. Ils sont en général d'accord sur ce fait, que le séjour du lit est indispensable dans les fractures des membres inférieurs.

Ces principes reposent sur la difficulté qu'ils rencontrent à faire mouvoir les membres sans déranger les fragments ; si nous prouvons que les fragments des os fracturés ne font aucun mouvement dans la promenade d'un blessé, le principe d'immobilité est respecté et dès lors nous espérons ranger à notre opinion les plus incrédules.

En effet, le séjour au lit, les écharpes, ne peuvent être considérés que comme des adjuvants au bandage employé. Il n'est pas douteux que l'homme bien portant ne souffre du séjour au lit ; qu'un membre captif dans une écharpe perd sa vitalité, la force musculaire, et acquiert une roideur qui peut plus tard nécessiter de vives douleurs et exiger un certain temps avant que le membre puisse recouvrer l'usage de ses facultés. Si nous employons le moyen de fixer les fragments osseux dans un rapport immuable sans les chagriner, sans compromettre les mouvements des membres, à quoi bon tenir les blessés couchés, pourquoi faire usage d'écharpes?

La fracture de l'extrémité supérieure de l'humérus est traitée par un moule qui comprend le scapulum et l'humérus : le blessé peut donc mouvoir son avant-bras et la main.

La fracture du corps de l'humérus est traitée par un moule contournant obliquement l'humérus, et un autre moule façonné sur les parties postérieures du bras et de l'avant-bras, pour fixer l'articulation du coude dans une position demi-fléchie. On peut donc mouvoir le membre supérieur dans son ensemble, et la main peut exécuter tous ses mouvements.

La fracture de l'avant-bras est traitée par un moule soit antérieur, soit postérieur, suivant les indications, comprenant les trois quarts de circonférence du membre, depuis le pli du coude jusqu'à la moitié du métacarpe on peut donc faire mouvoir les doigts, et se servir du membre supérieur tout entier. (Voy. *Observations*, n° 216, 363, *etc.; loc. cit.*). Les fractures des os du métacarpe et des phalanges ne sont pas un obstacle au travail : car les doigts recouverts d'une feuille de gutta-percha ferrée ramollie et soudée sur la face dorsale par la section des ciseaux sont parfaitement abrités contre toute espèce de violence extérieure.

Passons aux membres inférieurs, la fracture du péroné n'est pas un obstacle à la marche du blessé. Le péroné ne supporte pas l'effet direct du poids du corps : il forme un côté de la mortaise de l'articulation tibio-astragalienne. Un appareil de gutta-percha ferrée moulé sur la partie postérieure de la jambe, le talon et la plante du pied jusqu'aux orteils, maintenu par une bande roulée, s'opposera à la distension de la mortaise et permettra l'usage du membre lésé.

Les fractures de la cuisse et des deux os de la jambe ne nécessitent pas le séjour au lit, le blessé peut se transporter de deux manières : par la déambulation, c'est-à-dire au moyen de béquilles, le pied sain portant une chaussure élevée ; par un cuissart de gutta-percha ferrée, décrit ailleurs dans le cours de cet opuscule. (Voy. *Observations*, n° 14, *loc. cit.*), la jambe est suspendue entre les deux tiges de fer qui ressemblent au corps d'un trombone.

Le traitement des fractures chez les enfants fait le désespoir des chirurgiens, les bandes, les coussins, sont imprégnés d'urine et de matière fécales, la peau s'excorie, les fractures de la cuisse sont difficilement maintenues, l'amidon se putréfie par l'urine, la dextrine fermente, etc. Ces appareils ne se solidifient pas assez vite pour ne pas souffrir de l'indocilité des enfants. Les appareils de gutta-percha ferrée rendent chez les enfants les plus grands services. (Voy. *Observations*, n° 446, 383, 33, 279, etc.)

Ces enfants ont été traités dans mon cabinet : l'un d'eux avait une fracture du fémur près le grand trochanter ; cette fracture, qui résistait aux moyens de traitement d'un chirurgien, fut parfaitement maintenue par l'appareil de gutta-percha ferrée, et malgré les fréquentes promenades du jeune blessé sur les bras d'une bonne, le membre fut guéri sans raccourcissement.

La gutta-percha ferrée facilite les pansements fréquents.

Ces pansements fréquents dans les fractures comminutives donnent au chirurgien la facilité d'apprécier l'état des parties et de remplir les indications qui se présentent, la gutta-percha ferrée lui offre une très-grande facilité d'exécution. Appliquer sur le membre un moule de gutta, le façonner convenablement, enlever le moule plusieurs fois dans la journée, lotionner à l'eau chlorurée les parties blessées et le moule qui les recouvre : voilà les préceptes à suivre.

Le contact direct de la gutta-percha ferrée sur les chairs déchirées, sur le derme mis à nu, est doux, agréable au blessé et favorise dans un temps très-court la formation de la membrane pyogénique qui précède ordinairement la reconstitution du derme : la suppuration se faisant à l'abri du contact de l'air, reste louable et devient même un contact qui calme les douleurs du blessé ; aussi avons-nous souvent remarqué dans les graves désordres, que le sommeil réparateur venait souvent quand la plaie avait fourni une couche purulente à sa surface. (Voy. *Observations*, n° 527, *loc. cit.*) L'appareil levé, il suffit de faire tomber l'eau chlorurée ou de passer une éponge sur les parties malades, de laver l'appareil et de le remettre en place. Les emplâtres, le diachylon, les onguents, le cérat, etc., deviennent inutiles.

On a en outre l'avantage de fixer d'une manière invariable et sans comprimer les différentes parties conservées dans les opérations nécessitées par les blessures par engrenages, qui écrasent et broient les tissus et les os, et de pouvoir suivre les grands principes généralement adoptés aujourd'hui, *conserver les membres, et dans la plus grande longueur possible, surtout pour les membres supérieurs ;* car le blessé tire un plus grand avantage d'un pilon humain, si je puis m'exprimer ainsi pour un avant-bras terminé par un pouce ou un doigt, que d'un appareil mécanique qui manque souvent à cause de la pénurie d'argent du blessé. Quand les plaies pénètrent les articulations, soit directement, soit par écrasement, nos appareils rendent bien plus de services; ce qui aggrave les blessures articulaires, c'est le mouvement des parties blessées : fixer l'articulation par un moule appliqué du côté de la flexion des membres, c'est empêcher les frottements intérieurs et diminuer une grande cause d'irritation. Soustraire au contact de l'air les articulations ouvertes, c'est suivre les préceptes donnés de tout temps par la chirurgie et consacrer un principe reconnu vrai par tous les hommes expérimentés.

Avec l'appareil de gutta-percha ferrée on peut conserver un membre dont les articulations sont ouvertes, on peut même désarticuler partiellement celles qui sont composées : carpe, tarse (voy. *Observations*, n° 457), et obtenir une guérison. L'ankylose plus ou moins fausse n'est pas toujours le résultat de ces blessures, car ce qui l'amène c'est l'absence complète des mouvements, et quand on panse fréquemment on trouve un moment où les mouvements d'articulation sont nécessaires et peuvent être employés sans crainte de ranimer l'inflammation. Le chirurgien s'en aperçoit lorsque pendant le pansement le blessé ne témoigne plus que de légères douleurs; il peut alors mouvoir légèrement les articulations et dans les pansements subséquents étendre de plus en plus les mouvements. Ces moyens sont entièrement soustraits à ceux qui emploient des appareils absolument inamovibles.

Dans les membres inférieurs, les avantages sont beaucoup plus grands encore; en effet, le blessé qui a perdu l'usage du membre supérieur peut encore souvent changer de lit, se transporter, sortir de la chambre ou de la salle pour prendre l'air : le blessé qui est atteint dans les membres inférieurs est infailliblement condamné au repos absolu, à peine peut-on le faire changer de lit sans le faire souffrir et avec le concours des aides, ce qui augmente considérablement le personnel des hôpitaux ; avec nos appareils les blessés des membres inférieurs circulent même avec les fractures comminutives les plus compliquées. (Voy. *Observation*, n° 453.)

Ce blessé, affecté de fracture comminutive du tibia et du péroné, avec détritus de toute la jambe broyée par une roue de voiture, était couché depuis quinze jours et son état ne lui permettait aucun mouvement : depuis quinze jours son lit n'avait pas été renouvelé. Appelé par le médecin traitant, nous pratiquons les débridements, nous enlevons les esquilles et nous appliquons l'appareil de gutta-percha ferrée ; Dumoulin se lève immédiatement et se transporte avec des béquilles et l'aide de ses parents. Depuis lors, il fait usage de la déambulation et arpente les terrains voisins.

On peut conserver les membres inférieurs dont le tarse et le métatarse sont broyés (voy. *Observat.*, n° 209). Ce jeune homme marche aujourd'hui avec un pied plus court que l'autre de 4 centimètres et fléchit dans la marche, comme dans l'état normal.

La quantité de suppuration qui s'échappait de toutes les articulations du pied ouvertes était considérable, et si cette suppuration avait dû être au contact des bandages amidonnés, elle aurait établi une fermentation et donné une odeur insupportable. L'altération des fluides dans les blessures doit être prise en considération ; car l'inflammation des veines et par suite la résorption purulente peuvent en être la conséquence.

L'immobilité des portions de membres recouvertes de gutta-percha ferrée facilite la conservation des grandes es-

quilles, que nous laissons volontiers pour produire l'écartement des fragments et conserver la longueur des membres :
dans l'observation n° 453, la grande esquille du tibia a conservé l'écartement, et le blessé n'est pas atteint de claudication ; la cavité a été remplie par un cal volumineux dans
l'observation n° 209, le pied aurait dû se raccourcir de la
longueur de la deuxième rangée du tarse, et de toute la longueur du métatarse, mais nous avons eu soin de conserver
une longue esquille du premier métatarsien, qui a empêché
le reste d'obéir à la rétraction des muscles fléchisseurs et
extenseurs : le vide a été remplacé par une matière fibro-
cartilagineuse ; la forme du pied raccourci n'est pas sensiblement altérée et le blessé peut en faire un usage complet.

La gutta-percha ferrée ne détermine-t-elle pas l'inflammation des parties qu'elle recouvre ?

La théorie rend compte de bien des faits et viendrait en
aide si nous l'invoquions. Que se passe-t-il, en effet, dans
l'application de la gutta-percha ferrée ? Un corps mou est
appliqué sur la peau : ce corps se moule exactement, il est
facultatif au chirurgien de faire cette application avec les
mains de la manière la plus douce possible ou d'employer
un moyen de compression par une bande roulée. Si cette
bande est serrée avec violence, le moule sera légèrement
contentif, il conservera la force de constriction qui lui aura
été donnée. La gutta-percha ferrée n'est pas intelligente :
mais ce corps répond à l'intelligence de celui qui l'emploie.
On obtiendra donc des appareils aussi peu serrés qu'on dé-
sirera les produire, nous parlons ici des appareils circulaires : quant à ceux qui ne comprennent que les deux tiers
de la circonférence du membre, appareils qui s'appliquent
dans le plus grand nombre des cas, il est évident que les
précautions à prendre de la part du chirurgien seront moins
importantes, puisqu'un troisième côté est libre et que la

bande qui fait le troisième côté n'étant destinée qu'à maintenir le moule, qui a été réappliqué, ne doit être que très-légèrement contentive. Il est hors de doute que la gutta-percha ferrée ne produira pas d'inflammation comme corps dur et façonné sur le corps humain. Voyons si sa composition est de nature irritante et susceptible 'd'enflammer la peau, si son imperméabilité est nuisible.

Que fait un chirurgien appelé à guérir une inflammation ? Il fait recouvrir la partie de cataplasmes de farine de lin, etc., dont le but est de conserver la chaleur du membre, de laisser la sueur à la surface de la peau, ou bien il la recouvre de corps gras.

La gutta-percha ferrée produit ces deux effets :

1° Elle conserve la chaleur normale de la peau par son inconductibilité calorique. Quand on lève un appareil même appliqué sur des parties enflammées, on remarque que toute la partie recouverte de gutta est pâle, décolorée, blanche, souvent crépue, et ressemble à la peau qui aurait été recouverte d'un cataplasme de farine de lin pendant plusieurs heures ; et ce qui prouve à l'évidence que ce résultat est produit par la gutta, c'est la ligne de démarcation visible entre la partie recouverte et celle qui est restée au contact de l'air. La peau qui n'est pas recouverte conserve la rougeur et la tension inflammatoire, tandis que la gutta a fait cesser l'inflammation des parties qu'elle recouvre ; de plus, on remarque à la surface un corps gras, doux au toucher, résultat de la sécrétion des follicules sébacés de la peau qui vient faire l'effet des corps gras dont on recouvrirait la peau enflammée. C'est donc un bain local et une onction naturelle que produit l'application de la gutta-percha ferrée, conditions recherchées par les chirurgiens qui traitent une inflammation de la peau : l'érysipèle, l'érythème, le phlegmon, etc. Son mode d'action ne s'exerce pas seulement sur la peau, il retentit sur les organes sous-jacents ; si le membre lésé est placé dans l'immobilité, les parties divisées par une violence extérieure ne recevront pas de dérangement et la plus grande cause d'inflammation cessera. On voit les redoutables effets des mouvements des parties brisées dans le transport des blessés ; quand leurs membres sont mal contenus, les esquilles, les parties d'os divisés, font épine, déchirent les tissus, les nerfs sont tiraillés, et cette mobilité vient aggraver considérablement la position du blessé. Si, au contraire, les parties divisées sont replacées dans leur ordre primitif, les moyens de réparation commencent, l'épanchement du suc propre aux parties disjointes se fait et s'organise sans être troublé dans son mode réparateur.

Il n'est pas étonnant de voir la gutta-percha ferrée appliquée sur des contusions graves, comme on le voit par la chute d'une poutre de chêne de plusieurs centaines de kilogrammes tombant de plusieurs mètres, garantir les blessés de toute inflammation et permettre même le transport des blessés sur le membre lésé avec l'aide d'un bâton, malgré le broiement du tissu cellulaire sous-jacent à la peau, des muscles, des ligaments, etc.

La gutta-percha ferrée, appliquée sur une articulation qui a perdu ses soutiens naturels, ses ligaments, vient les remplacer et permet au blessé l'usage de ses membres ; l'inflammation sera-t-elle le résultat de cette marche ? Non ! Des faits nombreux viendront prouver que des blessés atteints d'entorse ont fait immédiatement usage de leurs membres sans qu'il en soit résulté aucun accident et ont obtenu une guérison solide avant le temps fixé pour la réparation complète dans le traitement ordinaire.

L'inflammation vient dans les organes par le mouvement de la partie lésée, par le frottement des extrémités divisées, par l'épanchement du sang qui forme des caillots et devient corps étranger : en évitant ces causes on empêche les effets, on n'ajoute pas aux accidents primitifs, on diminue les souffrances du blessé et l'on conserve les parties dans un état d'intégrité plus complète.

Le mode d'action de la gutta est donc contentif et éminemment antiphlogistique. L'inflammation qui se déclare dans les parties lésées est souvent le résultat d'une mauvaise disposition du corps. Les humeurs éprouvent des modifications dans certaines circonstances : les blessures retentissent sur le corps et affectent des organes éloignés de la partie blessée ; pour prévenir l'inflammation, il ne suffit pas de traiter localement la blessure, il faut débarrasser le tube digestif des matières fécales qu'il contient. Nous avons adopté comme règle l'usage d'un lavement purgatif avec le sel de cuisine, dans tous les cas de blessure grave. Les purgatifs salins rendraient sans doute le même service; mais nous engageons les praticiens à ne pas perdre le principe de vue, son importance est à mes yeux très-considérable.

L'action des impressions sur le corps est mise hors de doute : ne voyons-nous pas une mauvaise nouvelle produire la diarrhée, la décomposition des humeurs, etc. Dans toute blessure, il ne faut pas perdre de vue que tous les moyens s'enchaînent et que l'omission d'un précepte peut faire avorter l'avantage d'un moyen précieux. La privation de l'exercice ordinaire apporte un trouble dans l'économie : les fonctions sont influencées par le repos forcé du lit, quand ce repos doit avoir lieu hors l'état de maladie ; aussi remarquons-nous une grande rapidité dans la formation du cal, quand le blessé peut se livrer à ses occupations ordinaires, quand il peut se promener. L'air, plus ou moins vicié des salles de blessés, influe d'une manière fâcheuse sur les résultats des fractures et autres lésions, et tend à produire les effets du scorbut ou d'autres causes délétères à un degré différent, il est vrai, mais suffisant pour disposer aux inflammations. Si nous trouvons dans le traitement par la gutta-percha ferrée un moyen de soustraire les blessés à cette influence, nous pourrons encore considérer la gutta comme antiphlogistique à ce point de vue, puisqu'elle procurera les moyens d'éviter une cause puissante d'inflammation.

La gutta-percha ferrée, appliquée à la surface des plaies, n'absorbe pas le pus; ce pus doit-il rentrer dans la circulation ?

Le pus épanché à la surface d'une plaie est une sécrétion faite par une membrane pyogénique, et, dans ce cas, il importe peu que cette sécrétion reste à la surface de la membrane ou soit absorbée par des applications de corps plus ou moins poreux : je dirai plus, le contact de la suppuration est agréable au blessé, et bien des fois je leur ai entendu dire : j'ai commencé à dormir quand la plaie était baignée du pus. Ce qui détermine la résorption purulente ce n'est pas le séjour du pus à la surface des plaies, mais c'est l'absorption du pus par les veines. Que le pus soit en présence d'un corps absorbant ou d'un corps imperméable, le fait importe peu, je dirai même qu'il est préférable que le corps ne soit pas absorbant. L'application des cataplasmes de farine de lin empêche l'absorption du pus, car un cataplasme n'absorbe pas dans son état utile et ne devient absorbant que quand il se dessèche, et non-seulement alors il devient inutile mais il est même nuisible, car il s'établit une fermentation funeste. Cette fermentation peut aussi s'établir dans certaines applications de charpie, et c'est dans cette cause que l'on pourrait chercher une des actions qui concourent le plus au développement de la pourriture d'hôpital. L'absorption du pus n'est pas nécessaire; mais ce qu'il importe d'obtenir, c'est de mettre le pus à l'abri du contact de l'air, et la gutta-percha ferrée procure cet abri d'une manière beaucoup plus complète qu'aucun autre moyen : son contact est doux, agréable au blessé, son insolubilité complète dans les produits de sécrétion et son inaltérabilité éloignent toute idée d'altération de la suppuration par son contact. Le peroxyde de fer, contenu dans ce corps, agit peut-être d'une manière favorable sur les tissus. Le fait est que sous son influence les parties gangrénées ou broyées par les engrenages des machines se séparent dans un temps très-court et sans qu'il soit besoin de recourir au quinquina, aux antiseptiques. En général, le tissu cellulaire bourgeonne bien et la cicatrisation marche à grands pas sans être stimulée par les cautérisations au nitrate d'argent, les lotions astringentes, etc.; les corps appliqués autrefois pour le traitement des plaies, et que l'on appelait *bol d'Arménie*, *momie*, etc., n'était autre chose que des substances contenant une grande quantité de peroxyde de fer.

MEMBRES ARTIFICIELS.

La perte des membres est si fréquente que l'on a cherché bien des moyens pour remplacer les membres par des appareils plus ou moins compliqués, depuis le simple pilon jusqu'aux cuisses, jambes, pieds artificiels et membres supérieurs animés de mouvements plus ou moins complets.

Si l'on moulait en gutta-percha ferrée le moignon d'un amputé, on pourrait, sur ce moule, façonner un membre qui remplacerait jusqu'à un certain point les membres absents, et la gutta aidée de quelques bandes de fer pourrait être façonnée en jambe, bras, etc.; dans tous les cas, je pense que les pertes de substance des os du crâne exigent l'emploi d'une plaque de gutta ; la perte du nez, la confection d'un nez de gutta-percha ferrée, remis entre les mains d'un peintre pour harmoniser sa teinte avec celle du visage. Ce nez n'est pas difficile à façonner ; on choisit une personne dont le nez se rapproche le plus de la forme que l'on suppose au nez détruit, et l'on applique, sur le nez de cette personne, une plaque de gutta-percha ferrée, ramollie et polie sur le marbre recouvert de soude, et saupoudrée de fécule pour empêcher l'adhérence ; quelques pressions font prendre une forme exacte et le nez est séparé et plongé dans l'eau froide. Quand ce moule est parfaitement durci, on le plonge dans l'eau alcaline et l'on pousse dans son creux une lame de gutta-percha ferrée très-résistante, de l'épaisseur de 3 millimètres. Cette plaque rend la forme du moule en creux et reproduit un nez artificiel ; pour le fixer, on façonne, au moyen d'un morceau de fil de fer de 8 centimètres de longueur roulé dans une plaque de gutta et plié par son milieu, une espèce de ressort analogue aux épingles de coiffure des dames, ou ouvre les extrémités pour les faire pénétrer dans les narines, et quand on s'est assuré de la tolérance des fosses nasales et de la longueur de ce crochet, on le soude dans le nez replacé dans son moule pour éviter sa déformation. Cette soudure se fait en ramollissant un morceau de gutta-percha ferrée, le plaçant dans le fond du nez et y fixant le ressort ci-dessus décrit. Le numéro 97 en porte un depuis plusieurs années et il doit à ce moyen la guérison d'une inflammation chronique des yeux qui avait résisté à beaucoup de moyens médicaux.

La question de la confection des membres artificiels, des sondes, bougies uréthrales, tubes pour drainage, clous à fistules quelconques, etc., m'entraînerait loin de mon sujet.

RÉSUMÉ

La gutta-percha ferrée est un produit nouveau applicable à la *chirurgie* et à l'*orthopédie*.

Il agit comme corps contentif se prêtant à toutes les formes possibles et répondant à l'intelligence de l'homme de l'art qui le met en œuvre, il agit en même temps par ses propriétés physiques et chimiques, sa minceur permet de suivre les sinuosités des membres, les contours des plaies et rend ce moyen très-économique, attendu que l'on se sert d'une très-grande surface procurée avec peu de matière en abritant la peau du contact de l'air, empêchant l'évaporation sans nuire à l'écoulement des produits de sécrétion, parce qu'il est appliqué et non adhérent à la manière des taffetas gélatinisés, des emplâtres, etc. Par lui-même il repousse l'eau et ne l'absorbe pas. Le pus coule à la surface sans faire corps avec lui.

Nous avons employé avec succès la gutta-percha ferrée, dans le traitement des chancres vénériens, en l'appliquant à froid en feuille très-mince ou en fabriquant un fourreau à la verge en soudant par la section avec des ciseaux une plaque contournée sur la verge de la manière décrite pour façonner un doigt dans les panaris, etc. ; ces fourreaux conservent une douce chaleur, préservent des frottements, évitent les taches du linge et peuvent porter à l'extrémité un pertuis pour l'écoulement des urines, si l'on désire ne pas les renouveler souvent.

Cette propriété de recouvrir la peau sans y adhérer rend les pansements très-doux et très-rapides ; les moyens de réparations de la nature ne sont pas contrariés comme dans l'enlèvement de la charpie qui détruit la membrane pyogénique. L'odeur des plaies est presque nulle et cela tient à trois causes : le renouvellement fréquent des pansements qui se font très-rapidement ; la soustraction des plaies au contact de l'air ; et la diminution des liquides purulents sous l'influence de ce traitement. La composition chimique du produit n'est peut-être pas étrangère à ce résultat qui est d'une grande importance dans les salles de blessés.

Les services rendus par ce corps à l'orthopédie sont considérables.

Cette science exige la confection d'appareils propres à maintenir les parties déviées, et nul autre corps ne se prête mieux à la confection de ces appareils, puisqu'ils peuvent être façonnés sur le corps même ou sur une personne de même stature.

La dureté, jointe à son élasticité, permet d'en former des tuteurs, qui feront porter le poids de la tête, des épaules, sur les hanches ; des cols, qui élargiront la colonne cervicale en déchargeant le poids de la tête sur les épaules ; sa ténacité est considérable, puisque la gutta sert à faire des courroies de transmission dans les établissements industriels. L'addition du fer n'en diminue pas sensiblement la ténacité, quand la gutta était primitivement tenace et venait d'une bonne source.

Dans une armée en campagne, la gutta-percha ferrée est appelée à rendre les plus grands services. J'ai produit à l'exposition régionale de Rouen de 1859 et actuellement à l'Exposition universelle de Paris (Société des secours aux blessés militaires) des appareils faits à l'avance, qui peuvent être conservés dans les fourgons d'ambulance et appliqués sur les blessés au moment de leur blessure, sans exiger, pour la pose du premier appareil que j'appelle *préventif des accidents* et facilitant le transport, d'autres connaissances que celles qu'exige aujourd'hui la chirurgie militaire des jeunes gens admis dans les corps d'infirmiers militaires. Appareils des fractures plus ou moins comminutives des membres supérieurs, inférieurs : scapulum pour fractures de clavicules, cols pour soutenir la tête, etc., tous ces appareils façonnés sur un modèle moyen peuvent être appliqués immédiatement, au grand avantage des blessés et au grand honneur des chirurgiens, qui aujourd'hui font consister la science dans la conservation des membres et cherchent à éviter autant que possible la mutilation. Oui, je le dis sincèrement, avec les appareils de gutta-percha ferrée, on sauvera les membres, on sauvera la vie de nombreux soldats, en leur donnant à l'instant même les secours préparés à l'avance et certains dans leur exécution. Ce n'est pas l'amour-propre d'auteur qui me fait tenir ce langage, c'est l'intime conviction des services que l'on peut obtenir en usant des moyens que je propose.

J'ai fait connaître, dans le cours de cet opuscule, l'avantage que l'on pourrait retirer de l'emploi de la gutta-percha ferrée comme moyen de pansement direct remplaçant la charpie, les corps gras, etc., en employant la gutta-percha ferrée de 1 millimètre d'épaisseur et d'une finesse plus grande encore ; et ne sait-on pas qu'à l'armée on consomme d'immenses quantités de charpie, quand on pourrait la remplacer avec grand avantage par la gutta-percha ferrée. Pour panser un moignon d'amputé que faut-il ? Une lame de gutta de 2 millimètres d'épaisseur au plus trempée dans l'eau bouillante, plongée dans l'eau froide et façonnée sur le moignon, en tenant les chefs pour les joindre par la section des ciseaux. Le linge est du superflu ! ! On a pour effet un pansement doux, prompt, qui recouvre le membre et peut être employé bien longtemps ; la suppuration s'accumule dans le fond du cône, et, pour panser le blessé, il suffit de retirer le cône de gutta, de le laver dans l'eau tiède ou froide, de laver la plaie et de réappliquer le manchon.

Quelle promptitude dans le service ! Si les idées des chirurgiens les portent à faire usage d'eau froide, coulant goutte à goutte sur les blessures, ce mode de pansement leur offre les plus grandes facilités ; s'ils préfèrent employer l'acétate de plomb, l'eau-de-vie camphrée, des médicaments quelconques : la gutta-percha souffre tout, pommades, onguents, etc.

Il est une autre question que nous devons encore toucher, c'est la question pécuniaire. Ce moyen sera-t-il onéreux ?

La gutta-percha ferrée réalise, au contraire, une grande économie, on peut considérer la dépense faite comme un fonds, comme une partie du mobilier, attendu que la gutta-percha ferrée est indestructible. Quand le linge à pansement est taché, on le porte à la buanderie ; quand la gutta-percha ferrée aura servi, on la portera à la buanderie où elle sera préparée plus facilement que le linge : il suffit de la plonger dans l'eau froide alcaline, de la battre avec un balai, de la rincer, de la mettre dans une cuve d'eau bouillante et de la rétablir en feuille au moyen d'un laminoir, d'une bouteille, d'un rouleau de bois, etc. On voit donc que la révification de la gutta peut être opérée en tout lieu.

On économisera la charpie qui pourra être complétement supprimée, on économisera le linge, les cataplasmes, les médicaments dits *externes*, on économisera le temps des chirurgiens, on économisera les journées d'hôpital, car les blessés y feront un plus court séjour.

Quand on questionne les blessés traités par ce moyen, ils vous répondent bien souvent : Je ne souffre pas ! Et, en effet, l'amovo-inamovibilité des appareils de gutta-percha ferrée facilite la juxtaposition des tissus divisés, os, chairs, peau, tendons, ligaments, etc., et la plus grande cause de

douleur gît dans le mouvement des parties divisées, mouvement qui tiraille les fibres, charge les rapports et nuit à
l'action réparatrice de la nature. Le traitement des fractures
et luxations par la gutta-percha ferrée permettra aux blessés
l'usage incomplet de leurs membres, leur transport hors des
salles, le déplacement facile, et en bien des circonstances la
continuation de leurs fonctions, une durée de traitement
moins longue, car la nature hâte la réparation quand elle
n'est pas contrariée dans son travail réparateur.

*Économie de temps, économie de souffrances, économie
d'argent*, voilà les avantages du traitement par la gutta-
percha ferrée, avantages qui réalisent un progrès considérable sur les divers appareils employés jusqu'à ce jour.

NOTE

Dans la description des divers appareils, nous avons sup-
posé que le chirurgien avait à sa disposition des plaques de
gutta préparées à l'avance et de l'épaisseur voulue. Il est
beaucoup plus simple, et même beaucoup plus facile, de
préparer la plaque au moment du moulage. Pour cela, on
met de la gutta-percha ferrée dans de l'eau bouillante, et on
l'y laisse quelques instants. Quand elle est complétement
ramollie, on la retire avec un bâton : on la plonge rapidement dans l'eau froide, on la malaxe de manière à en faire
une boule. On place cette boule sur une table de bois, préalablement mouillée avec de l'eau légèrement savonneuse, et
avec une bouteille ordinaire, on l'étend en différents sens,
de manière à en faire une plaque de la dimension et de
l'épaisseur convenables. Il est très-important de bien saisir

le point où la gutta n'est ni trop molle ni trop dure pour être convenablement moulée : on y arrive facilement avec un peu d'habitude. On doit toujours, avant de pratiquer le moulage, plonger rapidement la plaque dans l'eau froide : de cette façon, les couches superficielles sont légèrement durcies ; les couches profondes, au contraire, conservent leur mollesse à cause de l'imparfaite conductibilité calorique de la gutta; puis on pratique le moulage comme il a été dit plus haut, pour chaque appareil en particulier.

FIN.

Paris. — Imprimerie de E. MARTINET, rue Mignon, 2.